AF349507

RÉPONSE

AU

DISCOURS DE RÉCEPTION

De M. le Dr PEULEVÉ,

Lue à la séance de l'Académie le 23 Mai 1873,

PAR M. DELAUSSIRE, Directeur.

—

AMIENS

IMPRIMERIE DE H. YVERT, RUE DES TROIS-CAILLOUX, 64

—

1873

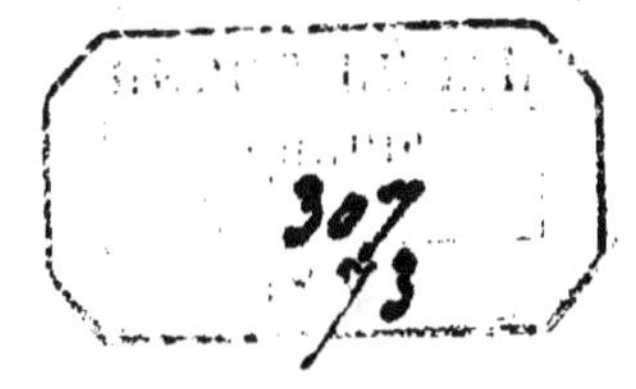

RÉPONSE

DISCOURS DE RÉCEPTION DE M. PEULEVÉ

Par M. DE BEAUSSIRE, Directeur.

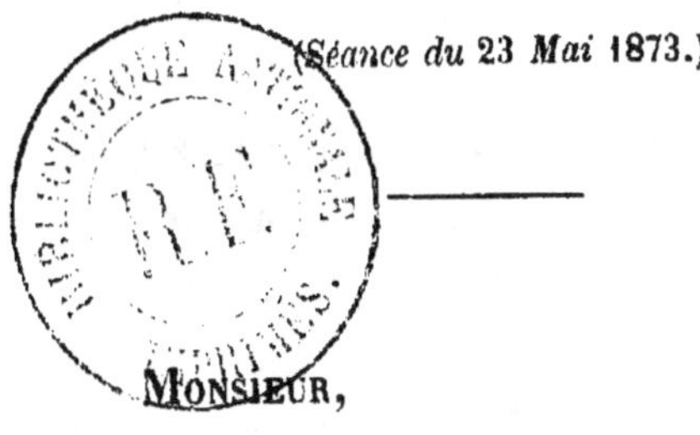

(*Séance du 23 Mai 1873.*)

———

MONSIEUR,

S'il fallait en croire la modestie des récipiendaires, l'Académie ne pourrait guères se flatter que d'un seul mérite, celui de l'humilité. Heureusement le Directeur est là pour ramener toutes choses à leur prix, et rassurer l'Académie sur sa propre valeur en tranquillisant sa conscience à l'endroit de ses choix. Plus heureusement encore, après son humble exorde, le récipiendaire, en traitant avec supériorité une question savamment étudiée, se hâte de nous prouver que son talent n'est pas inférieur à sa modestie. Cela simplifie déjà, à l'avantage de tous, la tâche du Directeur. C'est à quoi vous venez, Monsieur, de réussir à merveille. Vous sembliez d'abord nous accuser ; nous voilà maintenant bien justifiés. Cependant je vous demande la permission d'insister un peu, au point de vue général, sur les raisons qui peuvent déterminer l'Académie lorsqu'elle prononce le *Dignus est intrare*.

L'Académie d'Amiens n'appelle pas son élu à un de ces fauteuils *où dort le génie*. Elle n'a pas la prétention d'être un assemblage de célébrités, d'illustrations et de gloires ; c'est une simple association d'hommes d'étude. Elle cherche à réunir dans son sein ceux des habitants de la cité qui lui semblent se distinguer le plus par ce caractère spécial : l'amour de l'étude pour l'étude elle-même. Si parfois elle a la bonne fortune d'ouvrir ses portes à des talents déjà renommés, elle s'en réjouit comme d'un honneur qui vient jeter sur elle un éclat inattendu, sans se dissimuler que ce sont là de brillantes exceptions.

En un mot, ce qu'elle offre à ses élus ce n'est point une couronne, c'est une tâche. Aussi, leur demande-t-elle moins des travaux accomplis que des gages de travail.

Ces gages, Monsieur, vous nous les offrez pleinement.

Dans un moment de calamité, vous êtes venu à Amiens, conduit par ce dévouement généreux, honneur de votre profession, qui affronte des dangers non moins réels que ceux des champs de bataille et quelquefois plus difficiles à braver. Depuis, vous vous y êtes acquis, dans la pratique de votre art, une notoriété des plus favorables. Très-jeune encore, vous avez été admis au nombre des professeurs de l'Ecole locale de médecine, et vous vous êtes fait connaître par un discours de rentrée qui a été remarqué. L'élégance de la forme s'y joint à la solidité du fond, et déjà s'y révèle cette variété de connaissances dont vous venez de nous donner une nouvelle preuve.

On apprécie en vous un naturel aisément sympathique, un caractère calme, un esprit ouvert, l'équilibre des facultés, la facilité du travail, la lucidité de l'exposition, enfin ce qu'on pourrait appeler l'aptitude à la vie, quelque chose comme une traduction vivante de l'antique devise *mens sana in corpore sano*, qu'on a voulu vainement ériger en précepte, et qui reste la simple formule d'un bonheur inaccessible si les conditions ne nous en sont départies à notre naissance.

L'Académie savait qu'elle trouverait en vous, avec ces mérites et ces dons, l'art de parler et celui d'écrire : vous voyez donc bien, Monsieur, que quelque juste déférence qu'elle ait pour les hommes distingués qui ont pris l'initiative de votre présentation, ce n'est pas en aveugle qu'elle s'est empressée de l'accueillir.

Il n'est pas jusqu'à votre jeunesse qui n'ait été un titre en votre faveur. Jointe à un mérite fait, la jeunesse devient, dans un réunion comme la nôtre, une sorte de ferment nécessaire pour activer la vie et stimuler la production.

Je crois trouver dans le discours même que nous venons d'entendre avec tant de plaisir, la preuve que vous connaissez déjà les travaux de l'Académie et que vous vous y intéressez. Nous sommes, dès-lors, fondés à penser que vous y prendrez une part pleine de promesses.

Nous cherchons à étudier les sciences dans leur ensemble et dans leur diversité ; vous venez de nous faire voir que votre esprit aime à les interroger toutes, pour leur demander ce qu'elles peuvent fournir à votre art professionnel, auquel vous rapportez toutes vos études.

Vous avez bien raison, Monsieur. Dans aucune profession, il ne serait inutile de tout savoir, mais il n'en est pas où il soit plus nécessaire d'embrasser à peu près l'ensemble des connaissances humaines que dans la médecine. Tout savoir ne serait pas trop pour un médecin, et ne serait même pas assez : on lui demanderait encore d'y joindre le don plus rare, s'il est possible, de faire toujours de toute sa science toutes les applications utiles. S'il faut être savant pour connaître les maladies, il faut une science de plus pour connaître les malades, et la connaissance du malade n'importe guères moins pour guérir que celle de la maladie.

Pour bien connaître l'homme n'est-il pas nécessaire aussi d'embrasser toute l'échelle des êtres parmi lesquels l'homme se meut, c'est-à-dire d'étudier et d'approfondir l'histoire naturelle, la plus philosophique de toutes les sciences ?

La physique et la chimie, dont vous avez si bien signalé les heureuses applications modernes, ont encore acquis pour le médecin une importance toute nouvelle depuis qu'il est démontré, comme vous venez de le rappeler, que leurs lois ne sont ni sus- pendues, ni troublées par les fonctions vitales ; ré- sultat inattendu qui, en simplifiant en apparence le phénomène de la vie, ne fait au fond qu'en augmen- ter le miracle.

Mais je n'ai pas à reprendre l'énumération de toutes ces sciences que vous venez de passer en revue, en nous montrant qu'aucune d'elles ne vous est étrangère, et qu'il n'en est pas une dont la con- naissance vous semble superflue.

Les médecins de l'antiquité, comme vous le rap- pelez, étaient des philosophes ; c'est-à-dire qu'ils embrassaient l'universalité des connaissances hu- maines de leur temps ; car telle était alors la signifi- cation du mot, et les écoles de philosophie, quelle que fût leur doctrine en métaphysique ou en morale, se ressemblaient toutes en ce point, qu'elles préten- daient tout enseigner.

Il semble qu'à ce point de vue l'école péripatéti- cienne est celle qui devait offrir pour l'exercice de la médecine la meilleure préparation ; c'est aussi à elle qu'appartenait Galien. Quant aux célébrités médicales des époques antérieures à ces écoles, et dont la mémoire est venue jusqu'à nous, ce furent évidemment des hommes de génie. Hippocrate, qui était un Asclépiade, témoigne sous ce rapport en faveur de son premier ancêtre.

La philosophie chez les modernes s'est restreinte de plus en plus à la seule métaphysique ; mais nous ne voyons pas que les grands médecins tels que les Cabanis et les Bichat y soient restés étrangers. L'étude du corps humain serait imparfaite sans l'étude de l'âme.

L'observation de nos maladies ne peut pas se borner à l'examen des organes malades ; elle exige absolument, en certains cas, que le médecin pénètre à travers l'organisme jusqu'au ressort central qui le fait mouvoir. L'antiquité nous en offre déjà des exemples. Celui d'Erasistrate discernant la cause du mal d'Antiochus, fils de Séleucus Nicanor, est un des plus célèbres.

Vous remarquez, d'ailleurs, qu'il n'est pas nécessaire, pour une telle étude, de déterminer l'essence même de ce ressort, et qu'il suffit au médecin d'en reconnaître l'existence. Je ne crois pas qu'on puisse critiquer scientifiquement cette réserve. Le spiritualisme, en tant que doctrine philosophique, ne repose pas sur une définition unique et absolue de l'essence de l'âme. Descartes, Leibnitz, J. de Maistre, sont des spiritualistes, et pourtant leurs sentiments sur ce point ne sont pas identiques.

Vous constatez aussi que la vie est une limite où s'arrête le pouvoir créateur de la science humaine ; et qu'en dehors de l'ordre physique et de l'ordre chimique, il existe un troisième ordre de faits, qui exige un agent spécial. Vous faites preuve ainsi, ce me semble, d'un esprit bien plus philosophique que ceux qui tranchent précipitamment, par le coup d'épée de la négation, tout nœud trop compliqué pour être dénoué par la science. Vous n'appartenez pas, en un mot, à cette école dont M. de Sénancour a dit :

« La philosophie moderne nie tout ce qu'elle « n'explique pas; elle a remplacé celle qui expli- « quait ce qui n'est point » (1).

Je m'incline donc bien volontiers devant votre autorité quand vous déclarez erronée, par exemple, l'importance attachée jadis dans certaines maladies au 9e ou au 21e jour. Je ne doute pas qu'en vous prononçant ainsi, vous ne soyez appuyé sur des expériences convaincantes.

Autrement il n'eût pas été surprenant que les nombres jouassent un rôle dans quelques maladies : car si une maladie est un phénomène susceptible de se développer en une succession de phases, comme c'est le cas lorsqu'elle a pour cause l'évolution, à l'intérieur de notre organisme, d'existences parasites, végétales ou animales, il faut s'attendre à ce que chacune de ces phases ait sa durée normale, et que, conséquemment, il puisse se présenter des crises périodiques, déterminées par des nombres constants. Les fièvres intermittentes offrent, ce me semble, un

____

(1) Obermann, lettre 46.

exemple de l'intervention régulière du nombre dans la maladie.

La puissance des nombres n'est pas une superstition : des lois numériques régissent presque tous les phénomènes naturels depuis la marche des astres jusqu'à la cristallisation des minéraux. Ces lois ont frappé les grands philosophes comme les grands naturalistes. Le nombre neuf préside à la gestation de la femme ; le nombre cinq à notre conformation. Tous nos organes depuis nos doigts jusqu'à nos dents sont régis par des nombres.

Il en est de même chez les animaux ; de même aussi chez les plantes dont les feuilles se placent, se découpent et se divisent suivant des nombres déterminés et dont la floraison obéit à des lois analogues et connexes.

La science, telle que vous la pratiquez, avant de rejeter une opinion plus ou moins accréditée, se livre préalablement à une étude consciencieuse des faits, qui lui permette non pas seulement de contester cette opinion, mais d'en démontrer ou la vérité ou l'erreur. Les plus illustres observateurs, ceux qui ont poussé le plus loin les recherches physiologiques, sont ceux qui se montrent le plus circonspects dans leurs conclusions.

Que, d'ailleurs, la science ne puisse reposer que sur l'observation et l'expérience, que les systèmes et les doctrines conçues *à priori* par des imagina-tions brillantes doivent céder la place aux théories basées exclusivement sur des phénomènes constatés et coordonnés entre eux de manière à faire ressortir incontestablement l'existence d'une loi ; c'est là un principe que, dès le seizième siècle, le *Novum Organum* de Bacon avait mis assez en lumière pour qu'il eût dû être accepté par tous les savants et notamment par la science médicale, celle que l'humanité est le plus intéressée à voir se préserver de l'erreur, celle qu'Hippocrate, il y a plus de deux mille ans, avait fondée sur l'observation.

Comment donc se fait-il, Monsieur, que vous puissiez constater aujourd'hui que notre siècle a vu le premier les études médicales s'affranchir de l'hypothèse et des doctrines basées sur la conjecture? Il a donc fallu trois cents ans pour faire prévaloir dans la pratique un principe d'une vérité aussi éclatante que la lumière ! Êtes-vous même bien sûr qu'il ait définitivement et absolument prévalu ? Car telle est l'humanité ; le labeur patient de l'observation et de l'analyse est un joug auquel l'imagination ne s'astreint pas sans révolte, lorsqu'elle s'est habituée à planer dans les régions supérieures de la doctrine et de la synthèse, au risque d'y prendre des rêves pour des réalités. Les observateurs eux-mêmes, ceux que nous voyons absorbés dans les plus minutieuses et les plus difficiles recherches, ne se montrent-ils pas quelquefois trop pressés de conclure ? Peut-être cette course impatiente aux conclusions prématurées est-elle chez nous plus commune qu'ailleurs ; car nous aimons par tempérament les principes arrêtés, et la clarté de la synthèse.

Il en était de même chez les Grecs. Ces imagina-
tions si vives et si fécondes ne savaient pas résister
au plaisir de bâtir des systèmes en dehors des faits
réels et le divin Platon n'a pas échappé à cet écueil.

Mais les exemples d'un pareil entraînement ne
sont particuliers à aucun pays, ni à aucune époque.
On pourrait en citer de très-notables parmi les savants actuels des nations les plus positives.

C'est qu'un travail sans conclusions a toujours
pour l'homme quelque chose de pénible : il laisse
l'esprit en proie à l'incertitude qui est presque toujours l'inquiétude. Un problème dont la solution se
fait attendre, c'est le doute, cet oreiller sur lequel,
suivant le mot d'un philosophe, il est si difficile de
dormir. Nous aspirons inconsciemment, par un
irrésistible besoin de notre nature, à nous reposer
dans un résultat, dans une vérité. Les systèmes ré-
pondent à ce besoin ; seulement, ils le flattent et
l'égarent au lieu de le satisfaire.

Mais si d'autre part nous en venions à éteindre
cette soif de résultats, qui anime le chercheur, ne
taririons-nous pas la source même des découvertes ?
L'acuité et l'intensité de l'observation naissent la
plupart du temps de l'ardeur passionnée qu'en-
flamme la recherche d'un résultat préconçu, et c'est
ainsi que tant de fois l'esprit humain, lancé à la
poursuite d'un rêve, s'est heurté à une vérité. L'observation froide, qui se borne à constater des faits
sans remonter à leurs causes et sans rechercher
leurs conséquences, ne ferait avancer la science qu'à

pas bien tardifs : ces constatations isolées et indivi-
duelles, espèces de procès-verbaux scientifiques.
s'enfouiraient souvent dans ses archives pour y dormir à l'état inerte, et d'un sommeil peut-être éter-
nel ; car les observations d'autrui nous inspirent
rarement le même intérêt et la même confiance que
les nôtres, à moins qu'elles n'aient été entreprises
dans un même esprit, et ne se rattachent à un
même but.

Comment, d'ailleurs, si l'on n'était soutenu par
la passion et par l'espoir, ne pas éprouver un certain
effroi, une espèce de découragement à l'aspect de
ce champ immense que nous ouvre l'observation et
dont les horizons sont absolument sans bornes ?
Depuis l'infini en grandeur jusqu'à l'infini en peti-
tesse, en vain multiplions-nous la puissance de nos
instruments, la limite semble toujours reculer
devant nous. et l'on se prend à craindre que l'humanité et le globe lui-même ne cessent d'exister avant
que la science soit faite.

Soyons donc indulgents pour la science et pour
les savants s'il leur arrive, même en médecine, de
dévier quelquefois de la méthode expérimentale
conçue dans sa rigueur, tout en applaudissant aux
efforts faits dans ce siècle pour les y ramener et les
y maintenir.

Et quelque infini que soit le champ de l'observation, quelque minime, quelqu'imperceptible que soit
le coin qu'il est dévolu d'en défricher à chacun de
nous qui étudions des faits naturels, ne nous décou-

rageons pas, travaillons-y toujours. La conclusion que je tire de votre savante étude, Monsieur, est que le progrès des sciences, loin de diminuer la nécessité du travail, ne fait que l'augmenter. Le résultat qu'il faut espérer de ce progrès, c'est, en rendant le travail plus nécessaire, de lui donner en même temps encore plus d'attrait, et de généraliser de plus en plus cette notion, que le labeur n'est point une peine ; qu'il est, au contraire, le grand bienfaiteur et le grand consolateur ; que s'il est la fortune de l'humanité, il est aussi la source de sa santé et de sa vigueur.

Puissent nos études, auxquelles nous sommes heureux, Monsieur, de vous voir associé désormais, contribuer à propager, pour le bien de tous dans notre pays, cette vérité que toutes les voix sages s'accordent à proclamer en ce moment.

www.ingramcontent.com/pod-product-compliance
Lightning Source LLC
LaVergne TN
LVHW010807180726
843502LV00011B/4388